CONSIDÉRATIONS SUR L'EMPLOI DU CAFÉ

DANS LE TRAITEMENT

DES MÉTRORRHAGIES

PAR

Jules-Fortuné GUÉGAN,

Docteur en médecine de la Faculté de Paris.
Médecin-stagiaire au Val-de-Grâce.

PARIS

A. PARENT IMPRIMEUR DE LA FACULTÉ DE MÉDECINE

29 ET 31 RUE MONSIEUR-LE-PRINCE, 29 ET 31

1881

CONSIDÉRATIONS SUR L'EMPLOI DU CAFÉ

DANS LE TRAITEMENT

DES MÉTRORRHAGIES

PAR

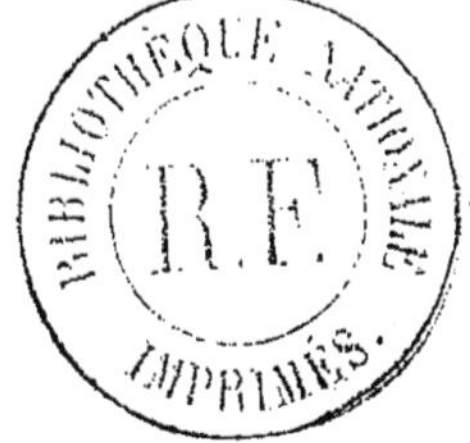

Jules-Fortuné GUÉGAN,

Docteur en médecine de la Faculté de Paris.
Médecin-stagiaire au Val-de-Grâce.

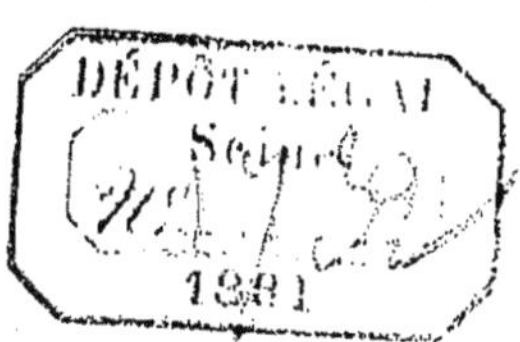

PARIS

A, PARENT IMPRIMEUR DE LA FACULTÉ DE MÉDECINE
29 ET 31 RUE MONSIEUR-LE-PRINCE, 29 ET 31

—

1881

A LA MÉMOIRE DE MON GRAND'PÈRE

LE SOUS-INTENDANT MILITAIRE DE BURDIN

Chevalier de Saint-Louis
Membre de la Légion d'honneur, etc.

A LA MÉMOIRE VÉNÉRÉE DE MA COUSINE

MADAME C. GATIAN DE CLÉRAMBAULT
NÉE DE PIGNOL DE ROCREUSE

Profonde reconnaissance.

A MES CHERS PARENTS

A MA SŒUR, A MON BEAU-FRÈRE

A MES ONCLES ET TANTES

A TOUS MES PARENTS ET AMIS

A LA MÉMOIRE DU DOCTEUR

JEAN-BAPTISTE CLERC

Ancien chirurgien militaire

A MADAME LA COMTESSE DE GIRARDIN

A M. L'INSPECTEUR HUTIN

Membre du conseil de santé des armées

A MON PRÉSIDENT DE THÈSE

M. LE PROFESSEUR JACCOUD

A M. LE PROFESSEUR AGRÉGÉ A. DESPRÈS

A M. LE DOCTEUR ED. LAMARRE

Ancien interne des hôpitaux
Médecin de l'hôpital de Saint-Germain-en-Laye

A MES AMIS, LES DOCTEURS

H. JANICOT, R. DE LANGENHAGEN, J. A. HAMELIN

CONSIDÉRATIONS SUR L'EMPLOI DU CAFÉ

DANS LE TRAITEMENT

DES MÉTRORRHAGIES

AVANT-PROPOS

Lorsque l'on met à profit contre une même affection les ressources les plus variées de la thérapeutique, c'est moins une preuve de l'efficacité du traitement que de la tenacité du mal.

Cette vérité que chirurgiens et médecins s'accordent à énoncer sous toutes formes, parce qu'elle s'impose journellement à eux, et fait trop souvent leur désespoir, nous avons l'occasion de la constater encore, lorsque nous nous trouvons en présence de ces accidents redoutables, les métrorrhagies. Sans doute, on pourrait citer nombre de médicaments dont l'action est dans certains cas incontestable et incontestée, mais il est aussi des circonstances où l'on se trouve désarmé. Faut-il alors renoncer à tout espoir et se borner à accuser l'impuissance de la thérapeutique ?

Nous ne croyons pas qu'une telle manière d'agir ait jamais souri à personne, et il n'est pas de praticien, qui' après avoir épuisé tous les moyens de guérison jusque-là employés, se condamne à une inaction coupable.

Ce qu'il convient de faire, lorsque pour un motif ou pour un autre il arrive d'être à court d'un traitement rationnel, c'est de chercher, si l'on y est autorisé par une connaissance sérieuse de la physiologie et de la thérapeutique, un remède nouveau ou d'une application tout au moins nouvelle.

Dans une circonstance de ce genre, M. le Dr Desprès, chirurgien de l'hôpital Cochin, sans se laisser effrayer par la multiplicité des moyens proposés jusqu'à lui, et après avoir reconnu leur inefficacité dans bien des cas, a eu l'idée d'essayer un médicament qui, s'il n'a pas le mérite de la nouveauté, a bien, ce qui est préférable, celui d'une action réelle et d'une application facile. En employant le café noir dans le traitement des métrorrhagies, M. Desprès a donc rendu un véritable service à la thérapeutique ; on ne lui reprochera pas au moins de l'avoir surchargée d'un produit nouveau puisque ce précieux remède est répandu partout, aussi bien comme aliment que comme médicament, dans la boutique de l'épicier, comme dans l'officine du pharmacien.

Il est bon de remarquer qu'en administrant le café

contre les métrorrhagies, nous n'avons jamais eu la prétention d'accuser tous les autres traitements d'im puissance. En cela peu semblable au reste des nova teurs, nous n'attribuerons pas à notre seule médication toutes les propriétés les plus merveilleuses, dans tous les cas de métrorrhagies présentes et à venir, et nous reconnaîtrons que parmi tous les moyens employés, il en est comme l'ergot de seigle dont l'action pourrait, dans certains cas, être appelée héroïque. Mais, nous le répétons, ces moyens ne sont pas toujours appliquables, et lorsqu'on a sous la main un agent d'une efficacité certaine, il est naturel d'y avoir recours.

Nous avons divisé ce travail en trois parties.

Dans la première nous passons en revue les différentes classes de métrorrhagies en insistant d'une façon particulière sur la pathogénie et la thérapeutique.

La deuxième partie sera consacrée à l'étude du café et de ses principaux usages, en tant que médicament.

Enfin dans la troisième partie, nous chercherons à déduire des connaissances précédemment acquises l'action spéciale du café dans le traitement des métrorrhagies.

Nous ferons suivre ce dernier chapitre de nos observations, et de la conclusion qu'il convient d'en tirer à notre avis.

Avant d'aller plus loin, nous devons remercier M. le Professeur Jaccoud d'avoir bien voulu accepter la présidence de cette thèse, et exprimer aussi notre reconnaissance à M. le Dr Desprès, professeur agrégé, qui nous a inspiré le sujet de ce travail et ne nous a pas épargné ses excellents conseils.

PREMIÈRE PARTIE

DES MÉTRORRHAGIES.

A une époque peu éloignée de la nôtre, on s'est plu à diviser les métrorrhagies en deux grandes classes : les métrorrhagies *symptomatiques*, c'est-à-dire celles qui sont liées à une lésion quelconque de l'utérus, et les métrorrhagies *essentielles* qui surviennent en dehors de tout état pathologique de l'organe.

Cette division, il faut le dire, n'est pas admise par tous les auteurs. Gallard, en particulier, repousse absolument la possibilité des métrorrhagies essentielles, et n'admet par conséquent qu'une seule catégorie. Nous croyons que c'est être trop exclusif et nous trouvons, pour compte, d'après l'examen des faits observés, qu'il n'est pas de raisons péremptoires pour proscrire aussi énergiquement les métrorrhagies essentielles.

Il existe, en effet, des exemples nombreux d'hémorrhagies de l'utérus ou l'examen de l'organe, même longtemps après ces accidents, ne révélait aucune lésion d'aucune sorte. Il faut donc, selon nous, réserver avec Courty le nom de métrorrhagies essentielles à celles qui, loin de ressembler aux hémorrhagies des autres organes ou de relever des mêmes causes, ne ressemblent qu'à l'écoulement menstruel plus ou moins exagéré ou ne relèvent que de conditions pathologiques analogues aux conditions physiologiques au milieu desquelles se produit l'écoulement des règles.

Quoi qu'il en soit, nous n'adopterons pas la division précédemment citée et nous classerons les métrorrhagies en deux groupes principaux :

1° Les métrorrhagies qui surviennent dans l'état de vacuité de l'utérus et que nous appellerons extra-puerpérales ;

2° Celles qui ont lieu à la suite des couches et de l'avortement, et auxquelles nous donnerons le nom de post-puerpérales.

On voit que dans cette classification nous laissons de côté les métrorrhagies qui se rattachent à la grossesse et à l'accouchement, c'est-à-dire les métrorrhagies puerpérales.

I. — *Des métrorrhagies extra-puerpérales.*

Les métrorrhagies extra-puerpérales reconnaissent des causes locales et des causes générales.

A. *Causes locales.* La rupture vasculaire qui amène

l'écoulement du fluide sanguin peut être produite soit par une action traumatique, soit par une altération organique, soit par une altération vitale de la paroi des vaisseaux. Ceux-ci peuvent être atteints par une cause vulnérante, altérés par des modifications histologiques ou distendus par l'accumulation du sang. Si nous voulons préciser un peu plus, nous trouvons dans la première catégorie des causes locales toutes les *lessures de l'organe*, dans la seconde tous les néoplasmes, (fongosités, polypes muqueux, tumeurs fibreuses, cancers utérins) et les métrites, enfin dans la troisième les congestions qu'elles soient actives ou passives (les premières causant plutôt des ménorrhagies).

B. *Causes générales*. Sous ce titre nous pouvons ranger 1° l'anémie, que les uns ont regardée comme cause, les autres comme effet de la métrorrhagie et qui peut être è la fois l'un et l'autre. (Cette anémie a pour conséquence une altération de la nutrition des vaisseaux, une plus grande fluidité du sang, l'atonie des organes sexuels, et le défaut de tonicité des fibres utérines.) 2° La pléthore qui par suite d'une plus grande activité dans la circulation utérine, circulation si importante chez la femme, peut être cause de métrorrhagie. 3° Le début des pyrexies. On sait en effet qu'à la période de début des fièvres graves, il est fréquent d'observer des épistaxis utérines abondantes. 4° L'altération du sang et les maladies constitutionnelles (Mal de Bright, scorbut, phthisie pulmonaire, intoxication saturnine, empoisonnement chronique, hémophilie, diathèses herpétique, eczémateuse.) La métrorrhagie se produit alors par atonie des organes sexuels ou reconnait pour cause une éruption locale d'herpès ou eczéma, ayant déterminé la congestion de l'utérus,

II. — *Des métrorrhagies post-puerpérales.*

Dès l'abord nous devons dire ce que nous entendons par métrorrhagie post-puerpérales.

Pour éviter à ce sujet de longues discussions qui nous entraineraient loin du but que nous nous sommes proposé dans ce travail, nous rangerons avec Weiss de Nancy dans cette seconde classe toutes les hémorrhagies de l'utérus survenant soit avant, soit après le retour des règles, et ayant pour cause une anomalie dans le mécanisme, soit de la délivrance, soit des suites de couches. Ces métrorrhagies sont produites :

1° par inertie secondaire et défaut de régression de l'utérus ;

2° par congestion utérine ;

3° par rétention de fragments de placenta ou de membranes ;

4° par lésions traumatiques ;

5° enfin par certaines causes générales. Nous n'insisterons pas sur toutes ces causes de métrorrhagies en particulier. Disons seulement que les congestions actives sont de beaucoup plus fréquentes que les

congestions passives et que les métrorrhagies par lésions traumatiques de l'utérus ne s'observent guère
que dans les cas où l'organe est atteint de dégénére-
scence, de cancer sur tout.

Ces fondements posés, on ne trouvera pas mauvais
que nous laissions de côté la question du diagnostic
qui est ici très accessoire, pour passer immédiatement
à celle du traitement.

Doit-il y avoir, d'une façon générale, une médication commune à toutes les métrorrhagies, ou bien cha-
cun de ces accidents, suivant la cause qui l'a déterminé, réclame-t-il un traitemenl spécial?

Nous ne parlerons pas, bien entendu, des cas excep-
tionnels il est vrai, où les métrorrhagies ont pu être
considérées comme un événement heureux, par
exemple lorsqu'elles peuvent, d'après Gendrin, prévenir le développement de phlegmasies dans d'autres
viscères.

Ces métrorrhagies, suivant l'opinion de Siredey, il
faut les respecter, et d'ailleurs peu nous importe dans
cette étude ; nous ne nous en occuperons pas.

Le plus souvent au contraire, les métrorrhagies
constituent un danger immédiat des plus pressants
qu'il faut se hâter de combattre.

M. Siredey a groupé les différents moyens mis en
usage dans ce but sous trois indications principales.

1° Combattre la cause de la métrorrhagie.

2° Arrêter le sang.

3° Remédier aux troubles consécutifs et prévenir le
retour de l'hémorrhagie.

La première indication ne se rapporte pas, à proprement parler, au traitement de la métrorrhagie en elle-même. Les moyens alors employés sont en effet plus prophylactiques que curatifs, et s'attaquent d'abord à la congestion utérine, plus indirectement à la métrorrhagie qui peut en être la conséquence. On a proposé, dans ce but, la saignée générale qui aujourd'hui est tombée en discrédit et à juste titre. Chez les femmes faibles, comme chez les femmes pléthoriques, dit Aran, l'afflux du sang se porte vers le système ovarien en raison d'un stimulus spécial, l'accumulation s'y produit par un raptus particulier et s'y fixe par suite d'un affaiblissement de l'organe et de la perte de *tonicité* de ses vaisseaux propres.

Dans la plupart des cas, la saignée devient donc non seulement inutile, mais elle peut encore réduire la femme à un état d'anémie prononcée sans avoir même l'avantage de prévenir une hémorrhagie postérieure.

On a conseillé aussi les sangsues et les scarifications au bistouri suivies ou non de bains tièdes. Mais il faut le remarquer, c'est surtout à la réaction qui suit le bain, qu'au bain lui-même qu'on s'adresse, lorsqu'on emploie ce moyen thérapeutique. Il y a d'abord dilatation, puis enfin contraction des vaisseaux capillaires de l'utérus.

Les révulsifs cutanés, les ventouses sèches sont aussi d'un fréquent emploi.

Quant au repos à garder par la malade, il doit être

absolu et venir toujours en aide à la médication, quelle que soit celle qu'on aura choisie.

Comme l'on voit, tous ces traitements, malgré leur diversité, sont employés dans un but unique, diminuer l'afflux du sang dans les vaisseaux de l'utérus, tous doivent donc produire le même résultat, que leur action soit locale ou généralé, mais trop souvent ils sont infidèles.

La seconde indication, la plus importante, le véritable traitement de la métrorrhagie, c'est d'arrêter l'écoulement sanguin. Pour arriver à ce résultat, on s'est adressé suivant les cas à deux grandes classes de médicaments :

1° Les calmants ou narcotiques, si c'est l'état nerveux qu'on veut modifier avant tout ;

2° Les cardiaques ou vasculaires, par exemple la vératrine, la digitale, le sulfate de quinine. Il nous suffira d'énumérer encore le seigle ergoté dont l'action sur la fibre utérine est si manifeste, la sabine, le perchlorure de fer, les alcooliques, le froid, la chaleur, pour montrer à quelle variété de moyens thérapeutiques on a eu recours dans le traitement des métrorrhagies. Nous passerons naturellement sous silence l'abrasion des végétations, s'il en existe, et les cautérisations intra-utérines au nitrate d'argent. Il est clair en effet que la seule manière d'arrêter une métrorrhagie liée à la présence d'une lésion locale est de faire disparaître cette lésion : *sublata causa, tollitur effectus*.

Enfin pour remplir la dernière indication, il faut,

avons nous dit, remédier aux troubles consécutifs et prévenir le retour de l'hémorrhagie. On arrive généralement à ce résultat en soumettant les malades à une alimentation fortifiante, à l'usage des toniques, des amers, etc. Quant aux cas particuliers nous ne pouvons formuler de règle précise, le traitement devant varier suivant la nature de la cause productrice de métrorrhagies.

Si nous nous sommes étendu si longuement sur la classification des métrorrhagies, et sur les traitements employés à notre époque contre ces accidents terribles, c'est que nous avons voulu en énumérant chacune de ces classes faire voir qu'on avait trop multiplié les divisions. Si les métrorrhagies sont si différentes les unes des autres, comment se fait-il qu'un même médicament agisse à la fois, comme le seigle ergoté par exemple, sur plusieurs variétés de ces hémorrhagies ? Ne pourrait-on pas ramener à une cause plus générale la production des métrorrhagies ? Il va sans dire que nous laissons de côté les métrorrhagies symptomatiques de cancers ou de polypes qui formeront toujours une catégorie à part. Mais ces variétés exceptées, qu'importe, pour le traitement, que la métrorrhagie soit le résultat de la pléthore ou d'une cause quelconque ? N'y a-t-il pas, dans tous les cas, atonie du système vasculaire de l'utérus, et n'est-ce pas à combattre cette atonie que doivent tendre toutes les médications ? Cela est si vrai que si maintenant nous examinons tous les traitements proposés, nous voyons que, malgré leur différence apparente, malgré leur nombre et leurs variétés, tous ont pour but de rendre aux fibres vasculaires la tonicité qu'ils ont perdue. Que leur action soit directe, si elle s'exerce directement sur le vaisseau, ou indirecte si elle prend comme intermédiaire la fibre utérine, elle n'en est pas moins la même. Le résultat produit, la contraction du vaisseau sera dans ces cas plus ou moins passager, mais il sera toujours réel.

En somme, on peut dire que la multiplicité des moyens thérapeutiques n'exclut pas l'identité d'action, et nous verrons bientôt qu'en augmentant encore, comme nous l'avons fait le nombre de ces moyens, nous n'avons en rien modifié cette unité d'action.

Que la métrorrhagie soit le résultat d'une stase ou d'une fluxion sanguine, dans les vaisseaux de la matrice, qu'elle soit la conséquence de l'altération du sang, ce qu'il faut avant tout réaliser c'est la contraction des fibres vasculaires, ce qu'il faut vaincre c'est l'atonie des vaisseaux, qu'elle soit produite par leur distension exagérée et continue ou qu'elle soit consécutive à l'altération du sang. On comprend en effet que dans ce cas, lorsque les vaisseaux contiennent un sang altéré, ils soient altérés eux-mêmes puisqu'ils reçoivent du sang leur nourriture, et il n'est pas juste d'attribuer, comme on l'a fait, l'hémorrhagie à l'excès de fluidité seul du liquide altéré.

Dans les métrorrhagies symptomatiques de cancers, c'est moins la contraction que l'oblitération des vaisseaux qu'on cherche à obtenir, et on y arrive au moyen des agents qui ont sur la fibre utérine une action spéciale. Il y a donc là une catégorie à part.

Nous avons parlé suffisamment des métrorrhagies et de leurs traitements; nous avons vu quelles conditions étaient indispensables pour arrêter l'écoulement sanguin dans la majorité des cas. Nous allons énumérer rapidement dans la seconde partie les usages thérapeutiques du café. De ces usages, il nous sera facile de conclure à son mode d'action et nous examinerons alors si son emploi, qui a donné sous nos yeux d'excellents résultats, peut être regardé comme rationnel dans le traitement des métrorrhagies.

DEUXIÈME PARTIE.

DU CAFÉ CONSIDÉRÉ COMME MÉDICAMENT.

Du jour où le café est entré dans le domaine de la thérapeutique, il a eu le sort de tous les médicaments : on en a fréquemment usé, plus souvent abusé encore, enfin il est tombé dans l'oubli. Nous ne conclurons donc pas de ces faits à l'inefficacité absolue du café comme agent de traitement, pas plus qu'à l'inconséquence de ceux qui l'ont employé et délaissé plus tard.

On sait, en effet, qu'il n'est rien au monde de plus assujetti à la mode que les médicaments, et comme nous avons l'occasion de constater tous les jours des résultats semblables, nous n'y attacherons pas une grande importance.

Si l'on y regarde de plus près, on voit que le café a été employé pour guérir les affections les plus dissemblables, et qu'il a été employé avec succès ; cette constatation ne paraît pas, au premier abord, très propre à nous donner sur ce moyen thérapeutique une idée précise. Cependant, en examinant les unes après les autres les diverses maladies où l'emploi du café a donné de bons résultats, on trouve que dans la plupart des cas, à part quelques circonstances où son action paraît plus que douteuse, le café agit d'une façon presque identique.

Si nous nous reportons vers les temps anciens, nous voyons que le café a été donné d'abord dans un but contraire à celui que nous nous proposons d'atteindre en l'administrant. Prosper Alpinus et Moseley rapportent qu'en Egypte et en Amérique les femmes se servent du café pour rappeler leurs règles, mais ils ajoutent, fait important, qu'elles doivent faire suivre cette ingestion d'un bon exercice. Cette dernière recommandation suffit à nous expliquer ce résultat, à première vue surprenant, si toutefois le résultat était réellement obtenu ; nous savons en effet que la première condition à remplir pour arrêter une hémorrhagie utérine, quelle que soit la médication employée, est de condamner la femme à un repos absolu Si donc, au moment de la période d'excitation produite par le café sur l'utérus (nous verrons plus tard de quelle manière) on fait prendre à la malade un bon exercice, il se produit alors une réaction capable d'assurer l'écoulement sanguin. Dans des cas de ce genre, ce n'est pas le café qui agit, il ne fait que servir d'auxiliaire à un traitement hygiénique en produisant une excitation primitive de l'utérus. En résumé, c'est la réaction qui suit l'administration du remède et non l'action du remède lui-même qu'on utilise pour rappeler le retour des règles.

On a employé le café pour favoriser l'expectoration dans la bronchite chronique, pour produire la diaphorèse, etc., etc., mais on n'a jamais obtenu de résultats bien merveilleux dans ces cas particuliers, ce qui n'a rien d'étonnant.

Quelques médecins ont aussi préconisé le café contre les troubles dyspeptiques; à petite dose, il produirait la contraction des fibres musculaires de la muqueuse gastrique; en revanche, chez les tempéraments nerveux, cette contraction serait le point de départ de dyspepsies rebelles.

Dans la diarrhée l'action du café, si elle est réelle, serait due à la présence du tannin, mais alors il deviendrait difficile d'expliquer l'action purgative et diurétique de ce même médicament quand on s'en sert pour traiter les hydropisies. Nous retrouvons la même obscurité et les mêmes difficultés lorsqu'il s'agit du rhumatisme, de la blennorrhagie traités par le café; là encore d'ailleurs l'efficacité du remède est tout à fait problématique.

Il n'en est plus de même dans le choléra. Les ma-

lades atteints de cette grave affection, d'après Trousseau et Pidoux, éprouvent alors un état soporeux et
une adynamie avec *inertie de la circulation capillaire*
contre lequel l'infusion de café a réussi souvent, malgré une fièvre quelquefois assez vive. De son côté,
Fonssagrives s'est servi du café avec succès contre le
coma de la fièvre typhoïde; il l'a dans ce cas associé
quelquefois au thé vert.

Quant aux empoisonnements par les narcotiques,
si l'on s'est trouvé bien, parfois, d'employer pour les
combattre l'infusion de café noir, c'est que le médicament s'adressait aux symptômes (à la somnolence, au
coma et à l'engourdissement), mais il n'agissait en
rien comme contre-poison proprement dit.

Dans le traitement de la gravelle, de la goutte, de
l'albuminurie et du diabète, l'action du café, si elle
est vraiment efficace, nous paraît assez difficile à comprendre; elle nous semble plus simple dans le scorbut
et la scrofule, où les toniques sont les médicaments
par excellence.

Mais le point le plus intéressant de l'histoire du
café est sans contredit son emploi dans le cas de
hernies étranglées; si dans ces cas on administre le
café à haute dose on voit, après un temps plus ou
moins long, la contraction des fibres intestinales se
produire et dégager peu à peu l'intestin hernié.

Enfin on a utilisé certaines propriétés antipériodiques du café, analogues à celles du quinquina, ce qui
constitue un point de rapprochement de plus entre
ces deux plantes de la même famille.

Pour ne rien omettre, nous devons dire encore qu'on a quelquefois employé le café pour combattre les accès d'asthme nerveux, ainsi que certaines névroses où son efficacité a toujours été plus ou moins douteuse.

Si maintenant nous jetons un coup d'œil d'ensemble sur les affections où l'emploi du café a donné de bons résultats, nous voyons que dans la majorité des cas l'action du médicament est à peu près identique.

Laissant de côté ses propriétés toniques, antipériodiques, incontestables d'ailleurs, nous constatons que ce qui domine avait tout dans l'action du café, c'est la production de contractions musculaires, contractions localisées dans les fibres des petits vaisseaux où, comme l'on sait, le tissu musculaire l'emporte de beaucoup sur le tissu élastique.

Mais, nous dira-t-on, comment concilier cette action unique avec les deux phases de symptômes qui suivent invariablement l'absorption du café, 1° phase d'excitation; 2° phase de décongestion des organes ? Rien de plus simple à notre avis.

Si l'on admet avec Onimus et Legros qu'il existe dans les petites artères deux sortes de contractions : 1° les contractions vermiculaires ou péristaltiques, partant des points principaux pour arriver aux petits vaisseaux et capables de faire progresser le sang ; 2° les contractions tétaniques, l'action du café devient très facile à expliquer. Dans sa première phase d'action, le café produirait la contraction péristaltique des artérioles, d'où excitation ; dans sa seconde phase, il produirait des contractions tétaniques, d'où décongestion. Cette action physiologique du café est du reste en parfait accord avec ce que la clinique nous a permis d'observer. En effet, immédiatement après l'administration du médicament, nous avons vu presque toujours l'écoulement augmenter un peu d'intensité avant de s'arrêter tout à fait, c'est-à-dire avant la période de décongestion, alors que les contractions tétaniqnes des artérioles n'étaient pas produites encore.

Si nous nous reportons aussi à ce que nous avons dit précédemment au sujet de l'emploi du café fait par les femmes égyptiennes pour rappeler l'écoulement des règles, nous trouvons que ce résultat, contradictoire au premier abord, s'explique fort bien, puisque, avant que la période de décongestion n'arrive, il est recommandé de prendre un grand exercice. La première phase d'action, seule, est utilisée alors.

Ce qu'il est plus difficile d'expliquer, c'est la manière dont le café agit sur la fibre musculaire en général, et sur celle des artérioles en particulier. Est-ce d'abord en excitant les nerfs, puis par leur intermédiaire le muscle que le médicament agit, ou bien n'est-ce pas sur la fibre musculaire elle-même que porte l'action primitive?

Le café, dit Fonssagrives, agit comme la digitale et la quinine, il excite les nerfs vaso-moteurs et augmente la contractilité des vaisseaux, par suite la tension du sang; une excitation spéciale du cœur, dont les mouvements deviennent plus énergiques, contribue aussi à ce résultat.

Cette explication, à notre avis, n'est qas suffisante, ou plutôt nous ne la trouvons pas suffisamment précise. Quelle est donc cette excitation spéciale du cœur dont parle M. Fonssagrives? N'était-il pas plus simple de remarquer que la tension du sang produite par l'administration du café se fait sentir indirectement sur le cœur, en régularisant ses contractions, ou, ce qui est la même chose, en augmentant les résistances qu'il doit vaincre? Le café n'agit donc pas, à notre avis, d'une manière spéciale sur le cœur, mais seulement par l'intermédiaire des vaisseaux et de la circulation périphérique.

Reste à savoir maintenant si cette action est spéciale à la fibre musculaire des petits vaisseaux, ou s'étend à la fibre musculaire en général. Les excellents résultats, obtenus dans le traitement de la hernie étranglée par l'infusion de café noir à haute dose, tendraient à faire admettre que la fibre musculaire lisse est particulièrement susceptible d'être impressionnée par ce médicament. Il y a donc, nous le croyons, une excitation générale du système musculaire organique à la suite de l'administration du remède. Cette manière de voir est, nous allons le prouver tout à l'heure, en accord parfait avec les phénomènes observés, mais il n'est pas aussi facile qu'il peut paraître de délimiter à un groupe de muscles plus qu'à un autre, à un système musculaire en particulier, cet état de contraction produite par le café.

Pour nous résumer, nous croyons pouvoir conclure que, dans tous les cas où l'absorption du café dans un but thérapeutique a donné des résultats appréciables, c'est à l'action spéciale de ce médicament sur la fibre musculaire lisse qu'il faut attribuer ces succès. Que cette action soit due à la caféine, à la caféone, ou à quelqu'un des autres principes du café, peu importe ; ce que nous voulons constater avant tout, c'est la propriété qu'a le café de provoquer les contractions des fibres musculaires lisses, et par suite aussi de diminuer la lumière des petits vaisseaux, où comme nous l'avons dit, le tissu musculaire l'emporte de beaucoup sur le tissu élastique.

TROISIÈME PARTIE.

DU CAFÉ DANS LE TRAITEMENT DES METRORRHAGIES.

Nous avons vu précédemment que malgré le nombre considérable des métrorrhagies, malgré la variété des causes qui leur donnent naissance, on peut d'une manière générale, et si l'on en excepte les métrorrhagies dues au traumatisme, et celles qui sont produites par les ulcérations spéciales au cancer, considérer ces accidents comme étant le résultat d'une atonie de la paroi des vaisseaux capillaires. Quoi donc alors de plus rationnel pour le traitement de ces affections que de chercher, par des moyens appropriés, à rendre à ces vaisseaux la tonicité qu'ils ont perdue? Dans ce but, nous savons qu'on a proposé des catégories assez diverses de médicaments, mais nous avons reconnu là encore que malgré la dissemblance apparente des remèdes, le résultat proposé était toujours le même, à savoir de rendre la tonicité nécessaire aux artérioles.

En étudiant dans un second chapitre les usages thérapeutiques du café, nous avons été frappés de son rôle spécial dans la production des contractions musculaires, contractions remarquables surtout sur les fibres lisses de la vie organique.

Est-il nécessaire d'aller plus loin ? et n'avons-nous pas dans le café le remède capable par excellence de rendre aux petits vaisseaux la tonicité qui leur manque? Ces artérioles pour un motif ou pour un autre sont distendues, sont paralysées ; cherchons à leur rendre leur contractilité en produisant d'abord des contractions, puis en établissant chez elles, à la suite de ces contractions, une sorte de tonus musculaire permanent. C'est ce que nous obtenons en effet, en administrant l'infusion de café noir dans le traitement de la métrorrhagie. On peut, il est vrai, nous objecter que si l'écoulement sanguin s'arrête, ce résultat peut aussi bien être attribué à une action particulière du café sur la fibre utérine, qu'à une action sur la fibre musculaire des petits vaisseaux.

Dans l'état actuel de la science, il est encore assez difficile de se prononcer à ce sujet. Toutefois les recherches sur les animaux qu'un de nos collègues et amis a bien voulu faire, en particulier sur des chiennes et des lapines à terme, n'ont pas montré d'une façon bien nette, que le café noir eut une action marquée sur la fibre utérine. Les résultats ont même été négatifs dans presque tous les cas.

Jusqu'à présent, nous admettrons donc que les excellents résultats obtenus à la suite de l'administration du café dans le cas de métrorrhagies sont dus en particulier à la contraction des petits vaisseaux et au retour de la tonicité des fibres musculaires des artérioles.

Il convient maintenant de dire à quelle dose on doit administrer le café contre les hémorrhagies de l'utérus.

L'infusion doit être faite, comme on la fait le plus habituellement, du reste avec 100 grammes de café torréfié et pulvérisé pour un litre d'eau bouillante.

Quant à la manière de faire prendre le médicament, on se trouvera bien d'administrer une première tasse au moment même où l'on est appelé à reconnaître la métrorrhagie pour la première fois ; on fera suivre cette tasse d'une seconde un quart d'heure après et on en prescrira encore trois ou quatre autres à des intervalles d'une demi-heure. En général, l'hémorrhagie diminue d'intensité après la troisième ou quatrième tasse ; elle est presque toujours arrêtée après la sixième tasse, il n'y a pas d'inconvénient à en donner encore deux autres, et l'on est surpris de la tolérance de certaines femmes pour des doses énormes de café comme pour des quantités considérables d'alcool, lorsqu'on emploie par exemple la méthode alcoolique.

Si la malade se refuse à prendre l'infusion chaude, on peut la donner froide sans que pour cela l'effet soit nul ou amoindri ; il est aussi indifférent d'y ajouter du sucre ou de donner l'infusion non édulcorée.

Il va sans dire qu'on aura placé la malade dans la position horizontale et qu'on l'aura entourée de toutes les précautions exigées par son état morbide.

Enfin si l'on a jugé à propos d'employer tout d'abord une autre médication, le seigle ergoté par exemple, rien ne s'oppose à ce que l'on fasse suivre son administration d'une forte infusion de café torréfié, à la dose de deux ou trois tasses ordinaires. Dans la plupart des cas de ce genre le café n'agit plus que comme adjuvant du traitement principal, mais son action n'en est pas moins efficace.

Nous croyons savoir qu'un certain nombre de médecins distingués ont déjà mis en vigueur cette pratique, et qu'ils en ont obtenu des résultats très-satisfaisants.

Quant aux observations de métrorrhagies arrêtées uniquement par de fortes doses d'infusion de café, elles ont été presque toutes recueillies dans le service de M. le Professeur agrégé, A. Desprès, puisqu'il est à peu près le seul praticien qui suive fidèlement cette méthode.

Il en est cependant une que nous devons à un de nos amis, le docteur Janicot (Henri), médecin aide-major des hôpitaux d'Oran, observation qui mérite de nous arrêter un instant; c'est celle d'une femme atteinte de métrorrhagie très-probablement d'origine saturnine, et chez laquelle l'administration de fortes doses de café noir, suivant la méthode ci-dessus énoncée, a donné d'excellents résultats. Ce fait n'a rien, du reste, qui doive nous surprendre. Nous savons, en effet, que dans les cas d'empoisonnement traités par le café, ce médicament n'agit pas comme contre-poison seulement, mais qu'il sert à combattre d'une façon énergique l'engourdissement qui résulte de l'intoxication, quelle que soit sa nature. Or, si cet engourdissement se manifeste, dans ce cas, par une sorte de parésie des capillaires utérins, il est rationnel, à notre avis de combattre cette parésie, ou si l'on veut, cette atonie des artérioles, par un agent capable d'exciter la fibre musculaire. Ici encore les faits s'accordent parfaitement avec la théorie, et nous sommes heureux d'avoir à citer une observation de ce genre que nous aurions voulu cependant un peu plus détaillée.

Parmi les autres observations que nous avons citées à l'appui de la médication par le café noir, il en est encore qui, sans offrir le même intérêt, méritent cependant d'attirer l'attention. Nous voulons parler des métrorrhagies symptomatiques de métrites internes. Ici, comme ailleurs, c'est par suite de l'atonie des vaisseaux capillaires que se produit l'hémorrhagie; seulement cette atonie, au lieu de reconnaître pour cause unique, soit une distension prolongée des

vaisseaux, soit l'altération du liquide sanguin, est sous
la dépendance directe du processus inflammatoire.
Si donc, nous administrons dans ces circonstances
l'infusion de café noir, nous verrons assurément l'hémorrhagie diminuer ou même s'arrêter complètement, mais la cause capable de le produire persistera
toujours, puisqu'en somme on n'aura fait que la
médication des symptômes.

Il en est de même des métrorrhagies symptomatiques de fongosités utérines par exemple. Il est bien
clair que si le café peut dans des cas de ce genre, faire
cesser l'hémorrhagie et conjurer le danger immédiat,
il ne peut avoir aucune influence sur la disparition
même des fongosités.

Quant aux phénomènes qui suivent invariablement
l'administration du café noir, ils n'ont rien, dans le
cas particulier, qui leur soit spécial, c'est après l'ingestion de la seconde tasse, d'abord une période d'excitation marquée qui est bientôt suivie d'une lourdeur
assez prononcée dans les idées et d'un engourdissement général.

Très souvent les malades éprouvent de la manière
la plus évidente tous les phénomènes de l'ivresse,
sans que, pour la plupart du temps, elles se dégoûtent
d'absorber le médicament; du reste, nous avons dit
que l'on observait en tout point des symptômes semblables, si l'on a recours contre des accidents du même
genre à la médication alcoolique.

Ce qu'il faut bien remarquer toutefois, c'est la coïncidence de la période d'excitation générale, avec une

légère augmentation de l'écoulement sanguin, et celle
non moins remarquable de la période de prostration
avec la diminution, puis l'arrêt complet de l'hémorrhagie.

Ce fait, on le voit, n'est qu'une confirmation de ce
que nous avons dit plus haut, relativement à l'action
même du café sur la fibre musculaire lisse en général, et en particulier sur celle des vaisseaux capillai-
laires de l'organisme. Lorsque arrivent les contractions péristaltiques, l'afflux du sang dans les vaisseaux de l'encéphale suffit à expliquer l'excitation
primitive, comme cette même affluence dans les capillaires de l'utérus augmente d'une façon momentanée
l'écoulement sanguin. Quand viennent un peu plus
tard, les contractions tétaniques, alors à cette période
d'excitation, succède une période de décongestion,
manifestée à la fois par l'engourdissement des facul-
tés intellectuelles et par l'arrêt de l'hémorrhagie utérine.

Nous en avons dit assez, et les faits s'accordent du
reste à le prouver de la manière la plus évidente, sur
la propriété spéciale au café d'exciter les contractions
musculaires des petits vaisseaux; il ne nous reste plus
qu'à produire nos observations.

Observation I (Recueillie par M. Ovion, interne). — Métrorrhagie essentielle, infusion de café noir. — Guérison (hôpital Cochin, service de M. le Dr Després).

La nommée Pichot (Rosalie), âgée de 26 ans, domestique, entrée le 24 janvier 1879, salle Cochin, lit n° 7. Dans son enfance et sa jeunesse, la malade dit n'avoir fait aucune espèce de maladie.

Elle n'a jamais eu d'épistaxis, ni aucun accident qui puisse faire soupçonner l'hémophilie.

La première apparition des règles a eu lieu à 19 ans. Pendant la première année, elles ne se montrent que trois fois, à de très longs intervalles. Au bout de ce temps elles se régularisent.

Vers cette époque la malade, ayant 20 ans, a éprouvé pendant sept semaines des accès de fièvre revenant tous les deux jours, pour lesquels elle n'a subi aucun traitement et qui auraient cessé, dit-elle, à la suite d'un pèlerinage.

La malade quitte la campagne ou elle avait toujours vécu (Bretagne) pour venir à Paris, au commencement du mois de janvier 1878.

Sa santé reste bonne et les règles absolument régulières jusqu'au mois de septembre de la même année.

En septembre, l'écoulement menstruel se fait comme d'habitude, mais huit jours après qu'il eut cessé, à la suite d'un long voyage en chemin de fer, la malade perdit du sang pendant quatre jours.

En octobre, les pertes se reproduisent tous les quinze jours et durent huit jours.

Au commencement de décembre, les pertes durent cinq jours et sont très abondantes.

Pendant un mois la malade ne perd pas, le 2 janvier l'écoulement reprend et dure cinq jours, puis le 10 il réapparaît encore et ne cesse plus jusqu'à l'entrée de la malade à l'hôpital.

La malade est examinée le 25 janvier au matin. Elle est vierge; par le toucher rectal combiné au palper abdominal, on peut se rendre compte que l'utérus a les dimensions et la mobilité de l'utérus vierge normal, et que le bassin est parfaitement libre. M. Després diagnostique une métrorrhagie essentielle, peut-être une épistaxis utérine. Prélude d'une fièvre typhoïde ou de la tuberculose.

Pendant deux jours la malade est tenue au repos absolu. L'écoulement diminue un peu d'intensité, mais ne discontinue pas.

27 janvier. On prescrit des applications de compresses imbibées d'eau froide. Ces applications devaient être faites très rapidement, de manière à provoquer un saisissement.

Pendant deux jours ce traitement est appliqué sans résultat.

Le 29 et 30. Tout traitement est suspendu. L'écoulement continue toujours.

Le 31. On prescrit à la malade cinq tasses de fort café noir. Elle n'en prend que trois.

L'écoulement continue et devient même plus abondant. La malade rend quelques caillots.

Mal de tête, insomnie ; la malade éprouvait quelque chose comme un commencement d'ivresse.

1er février. La malade prend quatre tasses de café. L'écoulement se calme beaucoup.

Le 2. Une dernière tasse de café est prise. L'écoulement cesse complètement.

L'insomnie et l'agitation ont été complètes pendant ces trois jours. Le malade dort un peu dans la nuit du 2 au 3 février.

18 février. L'écoulement n'a pas reparu.

La malade, qui est sortie de l'hôpital, a eu ses règles pendant quatre jours le 26 février ; elle est partie le 8 mars pour aller au Vésinet (*Bull. thérap.*, 15 mars 1879).

Obs. II (Personnelle, recueillie dans le service de M. le Dr Després, chirurgien de l'hôpital Cochin). — Fongosités intra-utérines.— Raclage de la cavité utérine. — Emploi du café.

La nommée Leroy (Mathilde), âgée de 22 ans, blanchisseuse, entre à l'hôpital le 15 mai 1880, salle Cochin, lit n° 24.

Pour la première fois, elle a vu apparaître ses règles à l'âge de 12 ans ; depuis, elles se sont produites régulièrement jusqu'au mois d'août 1876, époque à laquelle la malade devint enceinte. Jusque-là, elle n'avait fait aucune espèce de maladie.

Au mois de mai 1877, elle accoucha dans de bonnes conditions d'une fille qui ne vécut que quelques mois et, un an après environ, elle se vit encore enceinte ; dans l'intervalle des deux grossesses, les règles s'étaient montrées régulièrement.

Il n'en fut plus de même après sa seconde couche, qui eut lieu en février 1879 ; à partir de ce moment, la malade vit à chaque époque menstruelle de véritables hémorrhagies qui duraient environ dix ou douze jours.

Au mois de décembre, la malade contracta la syphilis et entra alors à l'hôpital, où elle resta deux mois environ ; pas de renseignements bien nets sur les accidents observés à ce malade.

La malade sort de l'hôpital ; son état, loin de s'améliorer, s'aggrave sensiblement ; ses règles n'apparaissent plus qu'à des intervalles irréguliers et deviennent des plus inquiétantes par leur abondance et leur durée.

Le 15 mai 1880, elle se décide enfin à entrer de nouveau à l'hôpital.

M. Desprès, qui voit la malade, ordonne aussitôt quatre tasses d'infusion de café noir ; l'écoulement persiste jusqu'au lendemain, mais avec une intensité beaucoup moindre.

Le lendemain la malade est examinée au spéculum ; on diagnostique : fongosités de la cavité intra-utérine, et on prescrit cinq nouvelles tasses de café noir qui sont prises à des intervalles d'une demi-heure. La malade éprouve des phénomènes ressemblant à ceux de l'ivresse, mais l'hémorrhagie disparaît.

Le 19. Raclage de la cavité utérine avec la curette.

Les 19 et 20. Pas d'écoulement sanguin.

Le 21. L'hémorrhagie reparaît, mais dans des proportions bien moindres qu'avant l'entrée à l'hôpital ; quatre tasses de café sont prises le soir, et l'hémorrhagie s'arrête net dans la nuit.

Le 22 et les jours suivants, pas d'écoulement sanguin.

Le 26. Nouvelle hémorrhagie, cinq tasses de café noir sont administrées ; l'hémorrhagie disparait cette fois peu à peu.

Les 28, 29, 30. Rien de particulier.

Le 31. Râclage de la cavité utérine.

Rien de nouveau jusqu'au 10 juin, où se produit une hémorrhagie intense. Six tasses de café noir sont prises dans la soirée ; la malade est toujours tenue dans la position horizontale et

<table>
<tr><td>Guégan.</td><td>3</td></tr>
</table>

garde le repos le plus absolu. L'hémorrhagie s'arrête vers 3 heures du matin.

A partir de ce moment, la malade reprend peu à peu son appétit et son entrain. Aucun accident n'est plus observé jusqu'au jour où elle quitte l'hôpital, le 25 juillet.

Obs. III (Personnelle, recueillie dans le service de M. le Dr Després, à l'hôpital Cochin). — Métrorrhagie essentielle. — Infusion de ca fé — Guérison.

La nommée Touadec (Marie), âgée de 19 ans, blanchisseuse, forte constitution, entré le 29 juin 1880, à l'hôpital, salle Cochin n° 9.

Elle a été réglée à l'âge de 12 ans; depuis, l'écoulement menstruel a été régulier et a duré chaque fois de quatre à cinq jours.

Pas de maladies antérieures ni d'antécédents hé réditaires;la malade n'a jamais eu d'épistaxis, et ce n'est pas sans une certaine emphase qu'elle insiste sur son excellente santé jusqu'à son entrée à l'hôpital.

Le 24 juin, la malade, qui avait eu ses règles comme d'habitude le 12 du même mois, s'aperçut à la suite d'une marche forcée qu'elle perdait une certaine quantité de sang par le vagin. Elle n'y fit pas tout d'abord grande attention, ou du moins n'y attacha qu'une médiocre importance, mais l'hémorrhagie s'accentuant le lendemain et s'accompagnant de violentes douleurs dans la région lombaire et l'hypogastre, elle dut solliciter son admission à l'hôpital où elle entra le 27.

M. Desprès voit la malade le jour même et pratique, un peu plus tard, l'examen de l'utérus dont la consistance et les dimensions sont normales, il constate aussi que le bassin est entièrement libre. Réservant momentanément son diagnostic, il fait tenir la malade dans un repos complet et fait appliquer des compresses froides. Le traitement n'amène pas de résultat appréciable.

Le troisième jour il administre à la malade cinq tasses d'une forte infusion de café noir qui sont prises à des intervalles d'une demi-heure. Après l'ingestion de la 3e tasse, l'écoulement diminue un peu d'intensité, et après la 5ᵉ il est presque complètement arrêté.

Le lendemain il reparaît, mais beaucoup moindre que la veille.

Quatre tasses de café sont de nouveau prescrites ; à 9 h. 1/2 du matin la dernière est absorbée et à 11 heures l'hémorrhagie cesse complètement.

La malade reste encore une quinzaine de jours à l'hôpital sans que l'écoulement se reproduise ; elle sort le 17 juillet, guérie, et l'examen de l'utérus pratiqué deux jours avant son départ ne révèle aucune lésion.

Obs. IV (Communiquée par M. le Dʳ Desprès). — Métrorrhagie symptomatique de métrite interne. = Iusuccès du seigle ergoté. — Infusion de café noir. — Guérison.

Mlle G..., âgée de 18 ans, de constitution lymphatique, a eu ses premières règles, à l'âge de 13 ans ; depuis jusqu'en l'année 1877 l'écoulement menstruel s'est montré normal et a duré chaque fois de cinq à six jours.

Il y a environ trois ans, à une de ses époques, l'écoulement prit un caractère d'abondance telle, et continua avec tant d'intensité que deux mois après la malade était plongée dans un état d'anémie fort inquiétant.

A partir de ce moment la malade vit à chaque retour de ses règles de véritables hémorrhagies qui se prolongeaient quelquefois jusqu'à douze et quinze jours ; des caillots assez gros et assez nombreux étaient expulsés avec le liquide sanguin.

Mme C... fort inquiète de l'état alarmant où se trouvait sa fille et la voyant plus faible de jour en jour, appela plusieurs médecins qui instituèrent successivement des traitements divers.

On eut recours avec un insuccès semblable aux ferrugineux, aux amers, à la situation horizontale ; on employa le seigle ergoté à l'intérieur, l'ergotine en injections hypodermiques et enfin on prescrivit l'application, à plusieurs reprises, de compresses glacées sur l'hypogastre. Rien n'y fit, et la malade qui ne quittait presque plus son lit, vit pendant deux ans et plus ses symptômes d'anémie s'aggraver de jour en jour.

Enfin le 15 mai, l'hémorrhagie prit de telles proportions que l'on fit appeler en toute hâte M. le Dr Després.

Aussitôt M. Després prescrit à la malade une infusion très forte de café noir dont il fait prendre deux tasses à quelques minutes d'intervalle; une demi-heure plus tard une troisième tasse est absorbée et enfin trois autres tasses sont prises à un quart d'heure environ l'une de l'autre.

Déjà après la 4e tasse l'hémorrhagie avait notablement diminué après avoir présenté une légère recrudescence avant l'absorption de la troisième. Le lendemain il ne se produisait plus qu'un suintement léger et insignifiant.

La malade, à quelque temps de là, est examinée par M. Després qui constate au toucher que l'utérus est abaissé et d'une consistance plus molle qu'à l'état normal; la longueur et le volume du col ne présentent rien de particulier. Enfin, par l'orifice du museau de tanche, il est possible de reconnaître la présence d'un écoulement muqueux épais.

M. Després diagnostique : Métrite interne.

Il recommande de tenir la malade dans un repos complet et la soumet en même temps aux toniques et aux amers.

L'étet général semble au bout de quelques jours, en voie de devenir meilleur; cependant une nouvelle hémorrhagie se produit le 12 juin.

Ce jour-là la malade prend cinq tasses de café noir de midi à trois heures, et l'hémorrhagie diminue sensiblement. Le soir deux autres tasses de café sont absorbées, et l'écoulement s'arrête pendant la nuit.

M. Després continue à voir la malade les jours suivants; il n'observe plus aucun accident hémorrhagique, et Mlle G... reprend peu à peu ses couleurs et sa gaîté habituelles. Actuellement ses règles se reproduisent avec une certaine régularité: elles sont toujours abondantes, il est vrai, mais jamais assez pour mettre en péril les jours de la malade.

Obs. V (Communiquée par M. le Dr Desprès). — Métrorrhagie symptomatique de polype utérin. — Infusion de café noir. — Guérison.

Mme L... âgée de 59 ans, tempérament nerveux, n'a jamais cessé, malgré son âge d'avoir ses époques menstruelles, mais depuis près de cinq ans ses règles ont perdu les caractères qu'elles présentaient auparavant ; elles surviennent quelquefois à des époques irrégulières, quelquefois très abondantes, quelquefois presque nulles.

Au mois d'août 1880, Mme L... qui jusque-là n'avait attaché qu'une médiocre importance à ces irrégularités est prise d'une hémorrhagie considérable et fait immédiatement appeler M. le Dr Desprès. Aussitôt cinq tasses de café noir sont prescrites à la malade qui les prend de demi-heure en demi-heure. Après 'ingestion de la dernière tasse l'écoulement diminue d'une façon notable, mais il ne cesse complètement que 6 heures après environ.

Quelque temps après, M. Desprès examine la malade et reconnaît la présence d'une tumeur pédiculée de la grosseur d'une petite noix. Il pratique l'ablation de la tumeur quelques jours plus tard ; depuis l'hémorrhagie n'a plus reparu.

Obs. VI (Communiquée par M. le Dr Desprès). — Métrorrhagie de cause douteuse. — Infusion de café.

Mme D... âgée de 54 ans, d'une constitution sanguine a cessé d'avoir ses époques il y a trois ans. Depuis l'année dernière ses règles se sont montrées à nouveau et ont pris chaque fois le caractère de véritables hémorrhagies. En vain elle s'est adressée à plusieurs médecins qui lui ont ordonné avec aussi peu de succès les uns que les autres, des potions au perchlorure de fer, du seigle ergoté à l'intérieur des injections sous-cutanées d'ergotine, etc., etc.

Le 7 août 1880, l'écoulement sanguin étant devenu excessif, elle fait appeler M. le D^o Desprès qui lui fait prendre à des in-

tervalles de 1r2 heure chacune, six tasses d'une forte infusion de
café noir. L'hémorrhagie diminue sensiblement après la quatrième tasse ; après la cinquième il est presque arrêté et cesse
complètement, une fois la dernière tasse prise. Depuis, Mme D...,
qui a refusé l'examen direct, emploie avec un succès semblable
le traitement par le café noir dès que l'écoulement sanguin prend
chez elle des proportions inquiétantes.

Obs. VII (Communiquée par M. le Dr Spite). — Métrorrhagie symptomatique de métrite interne. — Seigle ergoté. — Café noir. — Guérison.

Cécile P... 25 ans, mariée, a eu son premier enfant à l'âge de
20 ans. D'une bonne constitution, elle n'a jamais eu de maladies
d'aucune sorte. Elle était ordinairement bien réglée ; quelquefois
cependant, elle a eu le flux menstruel exagéré, mais jamais il
n'a duré plus de 4 jours. En 1877 elle a été soignée pour une
métro-péritonite suivie de pertes abondantes qui ont plongé la
malade dans un état d'anémie extrême ; puis elle s'est peu à peu
rétablie, après un séjour assez long à la campagne.

Le 5 décembre 1880, les règles ont apparu comme d'habitude
et avec leur quantité normale ; le 9 l'écoulement cesse. Le lendemain 10 décembre, après de violentes douleurs dans les reins
et l'hypogastre, apparaît une nouvelle hémorrhagie utérine dont
l'intensité va toujours croissant. Le Dr Spite appelé en hâte ordonne à la malade deux grammes de seigle ergoté qui sont pris
en huit paquets de quart d'heure en quart d'heure ; il fait tenir
la malade au repos dans la position horizontale, fait appliquer
des compresses froides sur l'hypogastre et administre à l'intérieur
de la limonade sulfurique.

L'écoulement diminue d'abord peu à peu, puis il reparaît
12 heures environ après la première manifestation. Ce n'est plus
toutefois qu'un léger suintement assez tenace malgré son peu
d'intensité, et qui persiste sans modifications de 3 heures du
matin à 9 heures.

Alors la malade prend six tasses d'une forte infusion de café,
à une demi-heure d'intervalle chacune ; à partir de la quatrième

asse, l'écoulement diminue d'une façon très sensible, après la sixième il s'arrête complètement, et ne reparaît |plus les jours suivants.

Le diagnostic porté était celui de métrite interne.

Ons. VIII (Recueillie dans le service de M. Desprès à l'hôpital Cochin par M. Duboc, interne des hôpitaux). — Métrite hémorrhagique. — Infusion de café noir. — Guérison.

La nommé Cousin (Eudoxie), couturière, âgée de 19 ans, de tempérament nerveux, d'une bonne constitution, entre le 18 mars à l'hôpital, salle Cochin, lit n° 19.

Depuis 10 jours cette jeune fille souffre de violentes douleurs dans l'hypogastre ; elle rapporte qu'elle a perdu une grande quantité de sang à plusieurs reprises (en 3 ou 4 fois, dit-elle).

C'est à la suite de ses règles que ses douleurs ont débuté ; au troisième jour du flux cataménial, elle a |remarqué que le sang sortait en grande abondance et qu'il était accompagné de gros caillots noirâtres dont quelques-uns avaient la grosseur d'une petite pomme.

Les douleurs s'irradient ,dans le bassin, et vers la colonne vertébrale ; elles ont un caractère intermittent, et se reproduisent par accès trois ou quatre fois par jour, augmentant surtout d'intensité vers le soir.

Le faciés de la malade est pâle, et altéré, ses traits sont tirés, les yeux caves, tout l'extérieur démontre en un mot que la malade a subi une grande perte de ses forces : l'appétit est nul ou à peu près. Soif ardente.

La malade accuse depuis plusieurs jours des sueurs pendant la nuit, accompagnées d'accès de chaleur et de bouffées congestives vers la tête et la face.

Deux jours avant son entrée à l'hôpital, elle a été traitée par le perchlorure de fer à la dose de 50 centigrammes. Ce n'est qu'après avoir senti ses forces l'abandonner qu'elle se décide à entrer à l'hôpital (service de M. Desprès).

Le soir à 8 heures, la température de la malade est de 38°5 ; à l'auscultation, on trouve à gauche sous la clavicule quelques craquements secs, et on observe à la percussion une légère diminution de la sonorité au même niveau.

Plus tard il n'est pas possible de retrouver ces mêmes signes qu'il est logique par conséquent de rapporter à une congestion du sommet plutôt qu'à la tuberculose.

Le ventre est douloureux à la pression, surtout dans la région hypogastrique ; la malade avoue avoir fait des excès de coït dans es derniers temps surtout. Plusieurs fois déjà, à la suite d'excès semblables, elle a vu, dit-elle ses règles se prolonger jusqu'à 10 jours, quelquefois même plus longtemps encore.

Le soir de l'arrivée de la malade, on prescrit des cataplasmes de farine de lin sur le ventre. On administre de la limonade tartrique. Comme alimentation bouillons et vin.

Le lendemain, les douleurs hypogastriques ont encore augmenté, l'hémorrhagie persiste ; la malade a perdu environ la valeur d'un verre de sang. La température monte le soir même à 38°8.

Quatre tasses d'infusion de café noir sont administrées à ce moment ; les jours suivants l'hémorrhagie diminue d'intensité mais ce n'est que le 25 mars c'est-à-dire 4 jours après, à la suite du même traitement que l'amélioration s'accentue notablement. On ne trouve plus de caillots, le sang est moins rouge et bientot il est remplacé par de la sérosité de couleur citrine.

On continue les jours suivants à donner à la malade quatre tasses de café par jour.

Le 30 mars ; les douleurs dans le bas-ventre ont singulièrement diminué, le visage de la malade commence à reprendre des couleurs, toutefois persistance d'un léger écoulement citrin. Cependant l'appétit revient peu à peu, et augmente progressivement jusqu'au 5 avril.

Le 5 avril l'écoulement est a peu près tari, mais la malade se plaint d'un prurit intense des parties génitales ; la température du matin est de 37. Celle du soir de 37,5.

On continue encore l'infusion de café à la dose de 3 tasses par jour.

10 Avril. La malade a repris ses couleurs et son entrain ; elle demande a se lever, les douleurs abdominales ont complètement disparu ; l'appétit est redevenu normal.

Les jours suivants, on constate une amélioration progressive jusqu'au 1er mai, jour où la malade quitte l'hôpital guérie.

Obs. IX (Communiquée par le Dr Janicot (Henri), médecin aide-major des hôpitaux de la division d'Oran). — Métrorrhagie symptomatique d'une intoxication saturnine. — Infusion de café noir. — Guérison.

La nommée Dina-Térésa P..., âgée de 26 ans, employée à l'exploitation des mines de plomb argentifère de Geir-Rouban est prise le 12 septembre 1880 d'une hémorrhagie de l'utérus dont l'intensité augmente en quelques heures dans des proportions effrayantes.

Elle fait appeler le Dr Janicot chargé depuis deux mois du service médical de la localité.

Celui-ci procède immédiatement à l'interrogation de la malade qui jusque-là a toujours été bien réglée, et qui, à part des coliques anciennes, n'a fait aucune maladie antérieure. Il constate en même temps chez la malade tous les symptômes de l'intoxication saturnine, mais avant de porter un diagnostic définitif, il institue un traitement contre l'hémorrhagie de l'utérus.

Il fait placer le malade dans une position horizontale, ordonne des compressions froides sur l'hypogastre et des boissons acidulées à l'intérieur.

Le soir même il revoit la malade dont l'écoulement n'a subi aucune modification, et dont l'intensité de l'hémorrhagie constitue un danger immédiat.

Limité dans le choix des agents thérapeutiques à employer, le Dr Janicot se rappelle alors qu'il a vu employer autrefois l'infusion de café noir contre les hémorrhagies utérines; aussitôt il prescrit de faire prendre à la malade l'infusion de café à haute dose. Cinq tasses de forte infusion de café sont donc administrées à la femme Térésa P..., qui les prend suivant l'habitude du pays avec le marc; les cinq tasses sont prises, les deux premières à un quart d'heure d'intervalle, les trois dernières à une distance d'environ une demi-heure chacune.

Déjà après la troisième tasse, l'hémorrhagie avait quelque peu diminué d'intensité, après la cinquième il ne restait plus qu'un suintement séro-sanguinolent, peu abondant d'ailleurs, et qui disparut le troisième jour.

Environ à deux semaines de là, la malade est de nouveau prise d'une hémorrhagie moins grave que la première, mais assez abondante toutefois pour qu'elle fasse immédiatement chercher le médecin.

Le Dr Janicot qui, dans l'intervalle de deux accidents, a pu pratiquer l'examen de l'utérus, n'a trouvé aucune lésion locale à laquelle il puisse rapporter les hémorrhagies observées. Il conclut donc d'abord à une métrorrhagie essentielle, puis, en raison de la coïncidence d'un empoisonnement saturnin, il fait le diagnostic de métrorrhagie saturnine.

Il fait prendre de nouveau cinq tasses d'infusion de café, de demi-heure en demi-heure; cette fois le résultat fut moins manifeste quoique réel et l'arrêt de l'écoulement ne se produisit qu'environ six heures après l'ingestion de la dernière tasse.

Le lendemain l'hémorrhagie reparut, mais très faible; trois tasses de café sont de nouveau prescrites et dans la journée l'écoulement s'arrête net, environ quatre heures après la dernière absorption du médicament.

Le Dr Janicot a vu depuis le malade qui peu à peu a repris ses forces et qui, grâce à son changement de profession, se trouve aujourd'hui soustraite à l'intoxication saturnine.

OBS. X (Personnelle). — Métrorrhagie symptomatique de métrite interne. — Infusion de café torréfié. — Guérison.

Mme C..., rentière, âgée de 35 ans, tempérament nerveux, d'une forte constitution, a toujours été bien réglée jusqu'à l'âge de 33 ans. A partir de ce moment l'écoulement menstruel a perdu ses caractères de régularité comme abondance et comme durée; l'hémorrhagie, car c'étaient, à chaque époque alors, de véritables hémorrhagies, durait jusqu'à dix jours chaque fois.

A la longue, Mme C... tomba dans un état d'anémie profonde, et, au bout d'un an, elle se décida enfin à voir un médecin. Celui-ci ne prescrivit tout d'abord aucun traitement, se contentant de soumettre la malade à un régime tonique, et à l'usage des ferrugineux.

Au mois de janvier 1880 cependant, l'écoulement du sang prit de telles proportions qu'on dut administrer à la malade du seigle ergoté et un peu plus tard on pratiqua des injections sous-cutanées d'ergotine.

Ces moyens thérapeutiques ne firent qu'enrayer le mal sans l'arrêter complètement et la malade se résigna assez patiemment à son état qui subit depuis lors des modifications insignifiantes.

Au mois de septembre 1880, nous trouvant dans une petite ville de Touraine, nous rencontrâmes Mme C... dont nous ne connaissions pas alors l'affection, et qui se plaignait de violentes douleurs dans le bas-ventre; elle disait aussi avoir perdu une quantité de sang considérable depuis la veille, époque où elle s'était mise en route pour la Touraine.

Nous conseillâmes alors à la malade de prendre le lit; des compresses froides furent appliquées sur l'hypogastre et quatre tasses d'une forte infusion de café furent administrées de quart d'heure en quart d'heure.

Le lendemain matin, quand nous revîmes la malade, l'écoulement sanguin avait presque disparu, mais non pas les douleurs hypogastriques.

Trois tasses d'infusion de café noir sont prises de nouveau par la malade et le soir même l'hémorrhagie s'était arrêtée net; les douleurs avaient sensiblement diminué.

Nous quittons la ville deux jours après ce résultat, n'ayant vu Mme C... que par hasard, en l'absence de son médecin habituel, et n'ayant pu pratiquer l'examen direct de l'utérus. Comme nous l'avons indiqué le diagnostic fait par le médecin traitant avait été celui de métrite interne.

CONCLUSIONS.

Il résulte des observations précédemment rapportées, et aussi de l'étude comparative du traitement des métrorrhagies en général, et des emplois thérapeutiques du café, que l'usage proposé de ce médicament contre les hémorrhagies utérines est tout à fait rationnel.

Puisque d'une part il s'agit d'obtenir la contraction des artérioles, et que d'autre part, nous trouvons dans le café un agent capable de produire cette contraction, il est naturel de recourir au moyen pour arriver au but.

Dans tous les cas, si l'on juge à propos d'employer dès le début un traitement différent du nôtre, l'emploi du café concurremment avec les autres agents thérapeutiques est toujours d'une utilité incontestable.

Il ne saurait être contre-indiqué que chez les femmes à tempérament nerveux et très excitable, et encore devons-nous dire que dans des circonstances de ce genre il a souvent produit de bons résultats.

Quant au mode d'administration, il est des plus simples et consiste à donner aux malades cinq à six tasses d'infusion de café torréfié (125 grammes par litre d'eau bouillante) à des intervalles d'un quart d'heure ou d'une demi-heure.

Il va sans dire que dans tous les cas la malade doit être tenue au repos complet et dans la position horizontale.

INDEX BIBLIOGRAPHIQUE.

Nouveau dictionnaire de médecine et chirurgie pratiques de M. Jac-
    coud.
Dictionnaire encyclopédique des sciences médicales.
GALLARD. — Leçons cliniques sur les maladies des femmes.
TROUSSEAU et PIDOUX. — Traité de thérapeutique et de matière mé-
    dicale.
Bulletin de thérapeutique médicale et chirurgicale (15 mars 1879).
MARTINEAU. — Traité clinique des affections de l'utérus et de ses an-
    nexes.
VIDAL DE CASSIS. — Essai sur le traitement méthodique des affections
    utérines.
J. WEISS. — Des métrorrhagies post-puerpérale et extra-puerpérale
    (Thèse de Nancy).
ARAN. — Leçons cliniques sur les maladies de l'utérus.
HERRGOTT. — Des injections sons-cutanées d'ergotine (Revue médi-
    cale de l'Est, 1879).
PETER. — De l'action physiologique et thérapeutique de l'ergot de
    seigle, Paris, 1878.

Paris. — A. PARENT, imp. de la Faculté de Médecine, r. M.-le-Prince, 29-31.

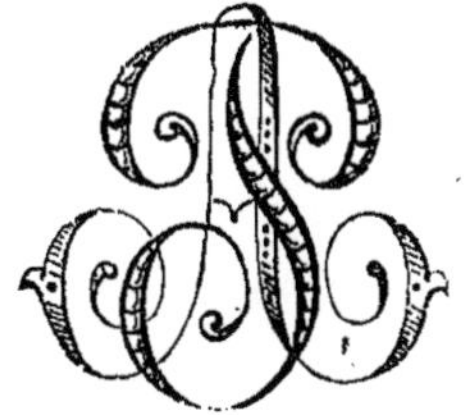